实用临床护理操作规程

——内科护理操作

总 策 划:霍孝蓉

主　　编:张淑芬　王岐英　陈　萍

副 主 编:陶连珊　陈建宁　王金霞　沈　霞　严腊梅

编　　者:(按姓氏笔画排序)

马玉红　王好好　赵海鸣　郜建玲

夏桂芬　顾玉芳　顾胜英　黄和平

黄宜春　曹　琳

秘　　书:潘　菲　杨　昕

东南大学电子音像出版社

·南京·

东南大学电子音像出版社出版发行
(南京四牌楼2号　邮编210096)
出版人:江建中
网址:www.seupress.com　　邮箱:med@seupress.com
江苏省新华书店经销　　合肥锦华印务有限公司印刷
开本:850mm×1168mm　1/32　印张:2.5　字数:81.6千字
2012年9月第1版　2012年9月第1次印刷

序

护理操作是护理人员最直接、最常用的技能，是促进患者康复的重要途径之一。它影响着患者就医过程的体验和感受，关系到广大人民群众对医疗行业的满意度和医院服务质量的提升。

随着医学科学的快速发展，各学科新理念、新知识、新技术的不断涌现，护理专业理论与技术也应及时丰富与扩展。江苏省护理学会主持，南京医科大学第二附属医院、江苏省省级机关医院承担的《实用临床护理操作规程》将要面世。它涉及临床护理 7 个专科和基础护理技能操作，以影像配以文字形式规范了护理操作的流程及考核方法。它在专业水准上有较大提升；在内容上更系统、全面；在形式上更加直观、实用；体现了护理操作的专业、科学、安全和高效，为进一步提升护理内涵提供了保证。

《实用临床护理操作规程》可作为省内外各级医院护理人员在临床实践中的应用指南；也是护理院校培养护生的参考。相信它会成为省内外护理人员的良师益友。

《实用临床护理操作规程》涉及专业多、内容广，又是音像出版物，参加编写及影像拍摄的各位护理专家勇于创新、积极探索，付出了辛勤的劳动。由于初次尝试存在不足在所难免，希望护理同仁与编者共同探讨修改。

江苏省护理学会理事长　张镇静

2012 年 8 月

前　言

护理是一门独立应用型学科，护理工作在疾病治疗和康复过程中起着不可替代的作用。护理操作是护士应具备的最基本技能，是促进患者康复的重要途径。影响着患者就医过程的体验和感受，关系到医疗行业满意度和医院服务质量的提高。

近年来随着我国护理教育规模的快速发展，护理教育质量出现了参差不齐、护理教学和临床脱节的现象。临床现有的护理操作流程存在机械、重步骤不重实效；考核训练与实际相脱节；护理操作流程及考核标准不够科学、有效等问题。针对目前临床护理操作中存在的问题，我们编写了一套《实用临床护理操作规程》（以下简称《规程》）。

《规程》采用全实景拍摄，以影像配以文字形式展现了临床护理人员标准化的操作流程及考核方法。分为 8 个分项目，分别为基础护理操作、内科护理操作、外科护理操作、妇产科护理操作、儿科护理操作、眼科护理操作、耳鼻咽喉科护理操作、重症监护护理操作，共 99 项操作。对每一项护理操作从评估、准备、流程、沟通要点、注意事项及考核评价等几个方面加以阐述。

《规程》重点突出了“以人为本”、护患沟通等人文关怀；充分发挥了护士主观能动性和灵活性；操作流程更加系统、完整；考核标准更注重实效；把整体护理理念、护理程序贯穿于护理操作全过程，以提高护士解决临床实际问题的能力，展现了护理操作的专业、科学、安全和高效。

全国从事护理工作的护理人员超过 200 万，各地护理发展水平参差不齐，《规程》采用了影像技术，更加直观地展现了护理技术操作流程与考核的标准化。对培养高质量的实用型护理人才、深化医药卫生体制改革、落实科学发展观具有重要的现实意义。

在省内临床护理专家、护理教育学家的大力支持下，特别是南京医科大学第二附属医院及江苏省省级机关医院院领导、护理部及护理人员的齐心协力下，顺利完成了《规程》的编写与拍摄工作，在此表示感谢！

由于编者水平的局限性，难免存在许多不足，恳请广大护理人员在使用中予以指导纠正。

江苏省护理学会

2012 年 8 月

目　录

一、氧气驱动雾化吸入

【目的】

1. 治疗呼吸道感染：消炎，减轻呼吸道黏膜水肿，化痰，减轻咳嗽。

2. 改善通气功能：解除支气管痉挛，使气道通畅。

【操作前准备】

1. 护士：仪表端庄，衣帽整洁，洗手、戴口罩。

2. 病人：告知病人操作目的、方法及配合技巧，必要时协助排便。

3. 评估：病人的病情、意识、咳嗽咳痰情况、配合程度等。

4. 用物：治疗盘、漱口杯(内盛温开水)、中心供氧流量表、湿化瓶、碘伏、棉签、一次性 5 ml 注射器、按医嘱准备糜蛋白酶、生理盐水、一次性雾化吸入装置、纱布、治疗巾、治疗卡、笔、弯盘。

【操作流程及注意事项】

流　程	注意事项
1. 取纱布，铺无菌区。	
2. 检查和抽吸药液。	
3. 核对病人，做好解释。	
4. 关闭门窗，调节室温。	
5. 协助病人取合适体位，如坐位、半坐卧位、侧卧位等，颌下铺治疗巾。	
6. 连接安装湿化瓶与中心供氧流量表。	•湿化瓶内不得盛水，以免稀释药液，降低药效。
7. 检查一次性雾化吸入装置，注入药液。	
8. 安装雾化吸入装置，与流量表连接。	•雾化器贮药罐内药液必须浸没弯管底部，否则药液不能喷出。
9. 调节氧流量 6～8 L/min，检查	•氧流量一般为 6～8 L/min，避免过

雾量。

10. 嘱病人张口，包住口含嘴，指导病人深呼吸。

11. 治疗时间一般 20 min，雾化过程中加强观察。

12. 治疗完毕，移开雾化吸入装置，关闭氧气。

13. 协助病人漱口。

14. 撤治疗巾，擦干面部。

高发生危险。

- 雾化过程中指导病人做深呼吸，使药物充分吸入。
- 雾化过程中密切观察病人面色、呼吸的变化，以防大量痰液涌出而窒息。
- 操作中避开烟火及易燃物，注意用氧安全。
- 慢性阻塞性肺病，尤其是二氧化碳潴留的病人不宜使用氧气驱动雾化吸入，以免加重病情。

【操作后处置】

1. 安置病人，协助取舒适体位。
2. 终末处理。
3. 洗手、记录。

【总体评价】

1. 病人安全、舒适。
2. 操作达到预期治疗目的。

【沟通要点】

1. 操作前：告知病人的操作目的、方法和注意事项，并做好心理支持，以消除紧张、恐惧心理。

2. 操作中

(1) 指导病人包住口含嘴，做深呼吸，使药物充分吸入。

(2) 嘱病人若有胸闷、呼吸困难等不适，应及时告知医护人员。

(3) 操作中避开烟火及易燃物，注意用氧安全。

(4) 不得擅自调节氧流量，以免发生危险。

3. 操作后

(1) 指导病人深漱口数次。

(2) 有效咳嗽技巧、饮食等健康指导内容。

【理论知识】

1. 氧气驱动雾化吸入疗法的原理是什么?

答:氧气驱动雾化吸入疗法是应用高速氧气把药物变成细微的气雾,给患者吸入气管、支气管和肺泡,起到稀释痰液、利于排痰、消炎、解痉、平喘等作用。

2. 雾化吸入时最好选择采取何种体位?为什么?

答:最好取坐位,因为此体位有利于将吸入药液沉积到终末细支气管及肺泡。仰卧位由于潮气量减少,不利于吸入治疗。因此在患者体力许可的情况下尽量采取坐位。对意识模糊、呼吸无力者采取侧卧位,并将床头抬高 30°,使膈肌下移,胸腔扩大,增加气体交换量,提高治疗效果。

【附:考核评分标准】

氧气驱动雾化吸入考核评分标准

项目	评分标准	评分等级				得分
		分值	A	B	C	
目的(5)	1. 治疗呼吸道感染:消炎,减轻呼吸道黏膜水肿,化痰,减轻咳嗽。	3	3	2	1	
	2. 改善通气功能:解除支气管痉挛,使气道通畅。	2	2	2	1	
操作前(15)	1. 护士:仪表端庄,衣帽整洁,洗手、戴口罩。	3	3	2	1	
	2. 病人:告知病人操作目的、过程及配合技巧,必要时协助排便。	3	3	2	1	
	3. 评估:病人的病情、意识、咳嗽、咳痰情况、配合程度等。	4	4	3	2	
	4. 用物:治疗盘、漱口杯(内盛温开水)、中心供氧流量表、湿化瓶、碘伏、棉签、一次性 5 ml 注射器、按医嘱准备糜蛋白酶、生理盐水、一次性雾化吸入装置、纱布、治疗巾、治疗卡、笔、弯盘。	5	5	3	2	
操作流程(60)	1. 取纱布,铺无菌区。	3	3	2	1	
	2. 检查和抽吸药液。	3	3	2	1	
	3. 核对病人,做好解释。	3	3	2	1	
	4. 关闭门窗,调节室温。	3	3	2	1	
	5. 协助病人取合适体位,如坐位、半坐卧位、侧卧位等,颌下铺治疗巾。	6	6	4	2	
	6. 连接安装湿化瓶与中心供氧流量表。	3	3	2	1	
	7. 检查一次性雾化吸入装置,注入药液。	5	5	4	2	
	8. 安装雾化吸入装置,与流量表连接。	5	5	4	2	
	9. 调节氧流量 6~8 L/min,检查雾量。	5	5	4	2	
	10. 嘱病人张口,包住口含嘴,指导病人深呼吸。	10	10	7	4	
	11. 治疗时间一般 20 min;雾化过程中加强观察。	3	3	2	1	
	12. 治疗完毕,移开雾化吸入装置,关闭氧气。	5	5	4	2	
	13. 协助病人漱口。	3	3	2	1	
	14. 撤治疗巾,擦干面部。	3	3	2	1	
操作后(10)	1. 安置病人,协助取舒适体位。	4	4	3	2	
	2. 终末处理。	3	3	2	1	
	3. 洗手、记录。	3	3	2	1	
总体评价(10)	1. 病人安全、舒适。	5	5	3	1	
	2. 操作达到预期治疗目的。	5	5	3	1	

二、气雾剂使用

【目的】

解痉平喘,缓解哮喘症状。

【操作前准备】

1. 护士:仪表端庄,衣帽整洁,洗手。

2. 病人:告知病人操作目的、方法及配合技巧。

3. 评估:病人的生命体征、意识、紫绀程度、心理状况以及理解程度等。

4. 用物:治疗盘、漱口杯(内盛温开水)、小毛巾、弯盘、万托林气雾剂、治疗卡、笔。

【操作流程及注意事项】

流　程	注意事项
1. 核对病人,做好解释。	
2. 关闭门窗,调节室温。	
3. 根据病情取适当体位如坐位等,颌下铺小毛巾。	
4. 检查药液,充分摇匀。	
5. 指导病人深呼气,打开药盖。	•呼气应为深呼气。
6. 嘱病人仰头、张口,包住喷嘴。	
7. 指导病人用口进行深而慢的吸气,同时喷药。	•深吸气与喷药必须同步进行,喷药后必须屏气10秒,以充分发挥药效。
8. 移开药液,指导病人屏气10秒,用鼻慢慢呼气。	
9. 协助病人深漱口。	•必须深漱口数次,以减轻咽部不适,防止口腔感染。 •严格按医嘱用药,不得随意使用。
10. 撤小毛巾,擦干病人面部。	•每次1～2喷,喷药间隔不少于3～4 h,不随意增减药量及频率。

【操作后处置】

1. 安置病人,协助取舒适体位。

2. 终末处理。

3. 洗手、记录。

【总体评价】

1. 病人正确掌握气雾剂吸入技术。

2. 操作达到预期治疗目的。

【沟通要点】

1. 操作前:告知病人的操作目的、方法和注意事项,并做好心理支持,以消除紧张恐惧心理。

2. 操作中

(1) 充分告知病人喷药前应深呼气。

(2) 喷药时用口进行深而慢的吸气,喷药后必须屏气 10 秒后,再用鼻慢呼气。

(3) 喷药后必须深漱口数次,以减轻咽部不适,防止口腔感染。

3. 操作后

(1) 严格按医嘱用药,不得随意使用。

(2) 每次 1～2 喷,喷药间隔为 4～6 h。

【理论知识】

1. 药物吸入治疗法有哪些优点?

答:药物吸入气道可直接作用于呼吸道,因而具有局部浓度高、作用迅速、所用剂量较小、全身性不良反应少等优点。

2. 临床常见的吸入剂药物种类有哪些,其各自作用机理是什么?

答:临床常见的吸入剂药物种类有:β_2 肾上腺素受体激动剂、M 受体拮抗剂、糖皮质激素等。β_2 肾上腺素受体激动剂主要通过激动呼吸道的 β_2 受体,激活腺苷酸环化酶,使细胞内的环磷酸腺苷(cAMP)含量增加,游离 Ca^{2+} 减少,从而松弛支气管平滑肌,是控制哮喘急性发作的首选药物;M 受体拮抗剂可以阻断节后迷走神经通路,降低迷走神经兴奋性而起舒张支气管作用,并有减少痰液分泌的作用；糖皮质激素是当前控制哮喘发作最有效的药物，其主要作用机理是抑制炎症细胞的迁移和活化、抑制细胞因子的生成、抑制炎症介质的释放等。

【附：考核评分标准】

气雾剂使用考核评分标准

项目	评分标准	评分等级				得分
		分值	A	B	C	
目的(5)	解痉平喘,缓解气喘症状。	5	5	3	2	
操作前(15)	1. 护士:仪表端庄,衣帽整洁,洗手。	3	3	2	1	
	2. 病人:告知病人操作目的、方法及配合。	3	3	2	1	
	3. 评估:病人的生命体征、意识、紫绀程度、心理状况以及理解程度等。	4	4	3	2	
	4. 用物:治疗盘、漱口杯(内盛温开水)、小毛巾、弯盘、万托林气雾剂、治疗卡、笔。	5	5	2	1	
操作流程(60)	1. 核对病人,做好解释。	5	5	4	2	
	2. 关闭门窗,调节室温。	3	3	2	1	
	3. 根据病情取适当体位如坐位等,颌下铺小毛巾。	6	6	4	2	
	4. 检查药液,充分摇匀。	5	5	3	2	
	5. 指导病人深呼气,打开药盖。	5	5	4	2	
	6. 嘱病人仰头、张口,包住喷嘴。	8	8	5	3	
	7. 指导病人用口进行深而慢的吸气,同时喷药。	10	10	7	4	
	8. 移开药液,指导病人屏气10秒,用鼻慢慢呼气。	10	10	7	4	
	9. 协助病人深漱口。	5	5	4	2	
	10. 撤小毛巾,擦干病人面部。	3	3	2	1	
操作后(10)	1. 安置病人,协助取舒适体位。	4	4	3	2	
	2. 终末处理。	3	3	2	1	
	3. 洗手、记录。	3	3	2	1	
总体评价(10)	1. 病人正确掌握气雾剂吸入技术。	5	5	3	1	
	2. 操作达到预期治疗目的。	5	5	3	1	

三、缩唇腹式呼吸

【目的】

1. 腹式呼吸可以通过增强膈肌活动来提高肺活量。

2. 缩唇呼吸可以减慢呼吸,延长小气道陷闭而减少残余气量。

3. 缩唇腹式呼吸锻炼可以有效提高病人的呼吸功能,有助于气体交换,促进二氧化碳的排出。

【操作前准备】

1. 护士:仪表端庄,衣帽整洁,洗手。

2. 病人:告知病人操作目的、方法,必要时协助排便。

3. 评估:病人病情、意识、生命体征,以及配合程度。

【操作流程及注意事项】

流　程	注意事项
1. 核对病人,做好解释。	
2. 关闭门窗,调节室温。	
3. 协助病人取舒适体位,如立位、平卧位或半卧位,暴露腹部。	• 吸气时腹部隆起,呼气时缩唇,同时腹部凹陷。
4. 护士演示,一手放胸前,一手放腹部,闭唇,经鼻吸气,挺腹,缩唇,由口徐徐呼气,腹部凹陷。	• 呼与吸的时间比为 2∶1 或 3∶1。 • 呼吸频率 8～10 次/分。 • 每天锻炼 2 次,每次 10～20 min,循序渐进,以病人不感觉疲劳为度。
5. 指导观察病人进行。	

【操作后处置】

1. 安置病人。

2. 洗手、记录。

【总体评价】

1. 操作中体现以病人为中心。

2. 病人正确掌握缩唇腹式呼吸。

【沟通要点】

1. 操作前:告知病人的操作目的、方法和注意事项,并做好心理支持,以消除紧张、恐惧心理。

2. 操作中

(1) 指导病人必须经鼻吸气,挺腹,缩唇,由口徐徐呼气,同时腹部凹陷。

(2) 呼与吸的时间比为2∶1或3∶1。

(3) 呼吸频率8～10次/分。

3. 操作后:指导病人每天锻炼2次,每次10～20 min,循序渐进,以不感觉疲劳为度。

【理论知识】

1. 缩唇腹式呼吸的最主要适应人群有哪些?

答:缩唇腹式呼吸可以有效增加呼吸运动的力量和效率,调动通气的潜力,从而使患者的呼吸困难减轻、活动耐力提高,因此最适用于慢性阻塞性肺疾病稳定期的患者。

2. 什么是慢性阻塞性肺疾病,其标志性症状是什么?

答:慢性阻塞性肺疾病(COPD)是一种具有气流受限特征的肺部疾病,气流受限不完全可逆,出现逐渐加重的呼吸困难是其标志性症状,COPD病人需要增加呼吸频率来代偿呼吸困难,而这种代偿呼吸是低效性的胸式呼吸,且使病人容易疲劳。

【附:考核评分标准】

缩唇腹式呼吸考核评分标准

项目	评分标准	评分等级				得分
		分值	A	B	C	
目的(5)	1. 腹式呼吸可以通过增强膈肌活动来提高肺活量。	1.5	1.5	1	0	
	2. 缩唇呼吸可以减慢呼吸,延长小气道陷闭而减少残余气量。	1.5	1.5	1	0	
	3. 缩唇腹式呼吸锻炼可以有效提高病人的呼吸功能,有助于气体交换,促进二氧化碳的排出。	2	2	1	0	
操作前(15)	1. 护士:仪表端庄,衣帽整洁,洗手。	4	4	3	2	
	2. 病人:告知病人操作目的、方法,必要时协助排便。	5	5	4	3	
	3. 评估:病人病情、意识、生命体征,以及配合程度。	6	6	4	2	
操作流程(60)	1. 核对病人,做好解释。	5	5	4	3	
	2. 关闭门窗,调节室温。	5	5	4	3	
	3. 协助病人取舒适体位,如立位、平卧位或半卧位,暴露腹部。	10	10	8	6	
	4. 护士演示,一手放胸前,一手放腹部,闭唇,经鼻吸气,挺腹,缩唇,由口徐徐呼气,腹部凹陷。	30	30	25	20	
	5. 指导观察病人进行。	10	10	8	6	
操作后(10)	1. 安置病人,协助取舒适体位。	5	5	3	2	
	2. 洗手、记录。	5	5	3	2	
总体评价(10)	1. 操作中体现以病人为中心。	5	5	3	2	
	2. 病人正确掌握缩唇腹式呼吸。	5	5	3	2	

四、快速血糖测定

【目的】

1. 准确监测病人血糖水平。

2. 为临床医疗提供信息。

【操作前准备】

1. 护士：仪表端庄，衣帽整洁，洗手。

2. 病人：告知病人操作目的、方法及配合技巧。

3. 评估：病人的病情、生命体征、病人的意识状况、心理状态及理解程度；局部皮肤情况；血糖仪的性能、试纸有效期与校条码的匹配。

4. 用物：治疗盘、75％乙醇、棉签、弯盘、血糖仪、试纸、一次性采血针、检验单。

【操作流程及注意事项】

流　程	注意事项
1. 备齐用物至病人床边，核对病人，做好解释。	
2. 选择病人采血手指，查看指端两侧皮肤情况。	• 采血时轻轻按摩指尖，不要用力挤压采血部位。
3. 消毒采血部位皮肤，待干。	
4. 准备采血针头。	
5. 插试纸于血糖仪测量口，安全推入。	
6. 核对试纸代码与血糖仪的代码一致。	
7. 将采血针对准手指指端两侧。	• 测试血量不能少于 0.6 μl。
8. 按下采血针，使针头直接刺入皮下，血液自然流出。	• 每 2 周进行血糖仪的检查及校准，以确保其维持正常的功能状态。
9. 待血糖仪显示滴血符号后，立即将一滴血样吸入试纸顶部测量区。	

10. 5秒后显示结果,洗手,记录。	• 观察患者血糖变化,如有异常遵医嘱处理。

【操作后处置】

1. 安置病人,协助取舒适体位。

2. 整理用物,终末处理。

3. 洗手、记录。

【总体评价】

1. 操作达到预期目的。

2. 动作轻柔。

【沟通要点】

1. 操作前:告知病人操作目的、方法和注意事项,并做好心理支持,以消除紧张、恐惧心理。

2. 操作中

(1) 告知病人血糖值与进餐的关系,即是餐前还是餐后血糖。

(2) 如是餐后血糖,应询问病人进餐的时间。

(3) 采血后棉签按压以防出血。

3. 操作后

(1) 按医嘱监测血糖次数。

(2) 及时发现病人低血糖与高血糖,并进行处理汇报医生。

【理论知识】

1. 影响血糖监测结果的因素有哪些?

答:血糖仪代码与试纸代码不一致、试纸过期、操作方法不当、采血方法不当、血糖仪不清洁、长时间不进行血糖仪校正、电池电量不足、药物影响(如水杨酸类制剂、维生素 C)、其他影响因素(血液中红细胞压积、缺氧状态、吸氧等)。

2. 试述自我血糖监测的重要性。

答:鼓励患者参与糖尿病管理,评估治疗有效性,及时发现低血糖和高血糖,以及指导饮食、运动和药物方案的调整。

3. 试述血糖值的正确记录。

答:测血糖的日期、时间;与进餐的关系,即是餐前还是餐后;

血糖测定的结果；血糖值与注射胰岛素或口服降糖药的时间、种类、剂量的关系；影响血糖的因素，如进食的食物种类、数量、运动量、身体情况等；低血糖症状出现的时间，与药物、进食或运动的关系，症状、体征等。

【附：考核评分标准】

快速血糖测定考核评分标准

项目	评分标准	评分标准				得分
		分值	A	B	C	
目的（5）	1. 准确监测病人血糖水平。	3	3	2	1	
	2. 为临床治疗提供信息。	2	2	1	0	
操作前（15）	1. 护士：仪表端庄，衣帽整洁，洗手。	3	3	2	1	
	2. 病人：告知病人操作目的、方法及配合技巧。	3	3	2	1	
	3. 评估：病人的病情、生命体征、病人的意识状况、心理状态及理解程度；局部皮肤情况；血糖仪的性能、试纸有效期与校条码的匹配。	4	4	3	2	
	4. 用物：治疗盘、75％乙醇、棉签、弯盘、血糖仪、试纸、一次性采血针、检验单。	5	5	4	3	
流程（60）	1. 备齐用物至病人床边，核对病人，做好解释。	8	8	7	6	
	2. 选择病人采血手指，查看指端两侧皮肤情况。	8	8	7	6	
	3. 消毒采血部位皮肤，待干。	6	6	5	4	
	4. 准备采血针头。	3	3	2	1	
	5. 插试纸于血糖仪测量口，安全推入。	3	3	2	1	
	6. 核对试纸代码与血糖仪的代码一致。	10	10	9	8	
	7. 将采血针对准手指指端两侧。	3	3	2	1	
	8. 按下采血针，使针头直接刺入皮下，血液自然流出。	5	5	4	3	
	9. 待血糖仪显示滴血符号后，立即将一滴血样吸入试纸顶部测量区。	6	6	5	4	
	10. 5秒后显示结果，记录。	8	8	7	6	
操作后（10）	1. 安置病人，协助取舒适体位。	4	4	3	1	
	2. 整理用物，终末处理。	3	3	2	1	
	3. 洗手、记录。	3	3	2	1	
总体评价（10）	1. 操作达到预期目的。	5	5	3	1	
	2. 动作轻柔。	5	5	3	1	

五、胰岛素注射笔使用

【目的】

用于注射胰岛素，确保病人得到安全、正确的胰岛素注射治疗。

【操作前准备】

1. 护士：仪表端庄，衣帽整洁，洗手。

2. 病人：告知病人操作目的、方法及配合技巧。

3. 评估：病人的病情、生命体征、血糖。心理状态以及理解程度；病人的局部皮肤情况。

4. 用物：治疗盘、弯盘、75%乙醇、棉签、胰岛素笔芯、胰岛素笔、针头、注射单、笔。

【操作流程及注意事项】

流　程	注意事项
1. 检查胰岛素笔芯的名称、有效期、药液质量。	
2. 安装胰岛素笔芯，消毒，安装注射针头，排气。	• 如为中效或预混胰岛素，排气及注射前需摇匀。
3. 备齐用物至病人床边，核对病人，再次向病人解释。	• 注射前告知病人准备好食物、就餐时间及低血糖的防治方法。
4. 选择注射部位，消毒皮肤，待干，调节注射剂量。	• 选择正确的注射部位，注射部位应定期轮换，交替使用，前后两次注射部位相隔 2 cm。
5. 再次核对病人、注射剂量及剂型。	
6. 针头刺入皮下后，缓慢推注药液。	
7. 注射完毕停留 10 秒。	• 注射后，应检查剂量显示窗，确认读数已回零。
8. 注射结束后，套上护针帽，取下针头。	

9. 记录,交代注意事项。

• 笔芯的储存:未开启的可存放于 2~8 ℃冰箱冷藏,切勿冷冻,有效期同说明书;使用中的笔芯室温 25 ℃以下保存,避免阳光暴晒,有效期 28 天。

【操作后处置】

1. 安置病人,协助取舒适体位。

2. 整理用物,终末处理。

3. 洗手、记录。

【总体评价】

1. 病人安全、主动配合。

2. 操作达到治疗目的。

【沟通要点】

1. 操作前:告知病人的操作目的、方法和注意事项,并做好心理支持,以消除紧张、恐惧心理。

2. 操作中

(1) 注射前了解病人血糖情况。

(2) 病人取合适体位。

(3) 注射前准备好食物,嘱病人注射后 15~30 min 进餐,以免延误而发生低血糖反应。

3. 操作后

(1) 告知病人低血糖防治的相关知识。

(2) 严格按医嘱注射胰岛素,监测血糖变化。

【理论知识】

1. 胰岛素注射注意事项有哪些?

答:(1) 严格执行查对制度。

(2) 选择正确的注射部位,75%乙醇消毒,不同部位胰岛素的吸收速度由快到慢依次为:腹部—上臂—大腿前外侧—臀部。注射部位应每次轮换、交替选择,以利于胰岛素吸收。

(3) 皮下注射:5 mm 针头可垂直进针;8 mm 针头需捏起皮肤垂直进针;体质消瘦或针头>8 mm 可与皮肤成 45°进针。

(4) 注射完毕(回零)保持 10～15 秒后拔针,以免药液渗出导致剂量不准确。

(5) 立即取下针头,置入专用锐器收集盒。

2. 低血糖的处理包括哪些?

答:(1)如患者意识清楚:

① 及时通知医生。

② 给予含糖 10～15 g 的食物:100 ml 苹果汁、橙汁;3 茶勺蜂蜜;1 片烤面包或 6 片苏打饼干。

③ 观察低血糖症状缓解情况,并于 10～15 min 后复测血糖以评估治疗效果。

④ 如果低血糖症状持续存在则重复以上治疗,直至患者血糖恢复正常、症状缓解;必要时遵医嘱静脉注射 50%葡萄糖液 40～60 ml。

⑤ 低血糖症状缓解后适量进食碳水化合物。

(2) 如果患者意识丧失:

① 保持气道通畅。

② 立即通知医生。

③ 准备 50%葡萄糖注射液或者胰高血糖素。

④ 按医生医嘱执行救治。

⑤ 密切观察病情直至平稳。

【附:考核评分标准】

胰岛素注射笔使用考核评分标准

项目	评分标准	评分标准				得分
		分值	A	B	C	
目的(5)	用于注射胰岛素，确保病人得到安全、正确的胰岛素注射治疗。	5	5	4	3	
操作前(15)	1. 护士：仪表端庄，衣帽整洁，洗手。	3	3	2	1	
	2. 病人：告知病人操作目的、方法及配合技巧。	3	3	2	1	
	3. 评估：病人的病情、生命体征、血糖，心理状态以及理解程度；病人的局部皮肤情况。	4	4	3	2	
	4. 用物：治疗盘、弯盘、75%乙醇、棉签、胰岛素笔芯、胰岛素笔、针头、注射单、笔。	5	5	4	3	
流程(60)	1. 检查胰岛素笔芯的名称、有效期、药液质量。	8	8	7	6	
	2. 安装胰岛素笔芯，消毒，安装注射针头，排气。	8	8	7	6	
	3. 备齐用物至病人床边，核对病人，再次向病人解释。	6	6	5	4	
	4. 选择注射部位，消毒皮肤，待干，调节注射剂量。	6	6	5	4	
	5. 再次核对病人、注射剂量及剂型。	6	6	5	4	
	6. 针头刺入皮下后，缓慢推注药液。	8	8	7	6	
	7. 注射完毕停留10秒。	6	6	5	4	
	8. 注射结束后，套上护针帽，取下针头。	6	6	5	4	
	9. 记录，交代注意事项。	6	6	5	4	
操作后(10)	1. 安置病人，协助取舒适体位。	4	4	3	2	
	2. 终末处理。	3	3	2	1	
	3. 洗手、记录。	3	3	2	1	
总体评价(10)	1. 病人安全、主动配合。	5	5	3	1	
	2. 操作达到治疗目的。	5	5	3	1	

六、胰岛素泵使用

【目的】

模拟人体胰腺分泌功能，全面有效的控制血糖，从而达到治疗糖尿病的目的。

【操作前准备】

1. 护士：仪表端庄，衣帽整洁，洗手。

2. 病人：告知病人操作目的、方法及配合技巧。

3. 评估：病人的病情、生命体征、血糖、心理状况及理解程度；局部皮肤情况。

4. 用物：治疗盘、弯盘、碘伏、75％乙醇、棉签、胰岛素笔芯、胰岛素泵、贮药器、输注导管、无菌胶贴、胰岛素泵标识、无菌纱布、治疗卡、笔。

【操作流程及注意事项】

流　程	注意事项
1. 正确安装胰岛素泵电池，检查仪器性能。	
2. 准备无菌纱布。	
3. 检查胰岛素笔芯名称、有效期、性状。	
4. 检查贮药器，润滑导管。	
5. 正确抽吸胰岛素，连接输注导管。	
6. 排尽输注导管内的空气。	
7. 将贮药器放置于胰岛素泵内。	
8. 根据医嘱正确设置基础率、餐前大剂量等参数。	
9. 备齐用物至病人床边，核对病人，解释上泵目的，以取得病人配合。	• 注射前告知病人就餐时间及低血糖的防治方法。
10. 取脐周 5 cm 以外不影响穿衣服的部位，常规消毒皮肤，待干。	• 观察输注部位皮肤有无异常改变。

11. 输注针头刺入消毒部位皮肤，用无菌胶贴固定。注明开始使用时间。	
12. 粘贴胰岛素标识。	
13. 检查胰岛素泵的工作状态。将泵固定在病人皮带、腰带或口袋内，避免贴身放置。	• 定时检查泵的工作状态是否正常、输注导管是否通畅，以及剩余电量、药量，发现问题及时解决。 • 经常巡视，观察输注部位皮肤有无异常改变，防止输注针脱落。
14. 记录，交代注意事项。	

【操作后处置】

1. 安置病人，协助取舒适体位。

2. 整理用物，终末处理。

3. 洗手、记录。

【总体评价】

1. 病人安全，主动配合。

2. 操作达到预期治疗目的。

【沟通要点】

1. 操作前：告知病人操作目的、方法和注意事项，并做好心理支持，以消除紧张、恐惧心理。

2. 操作中

(1) 嘱病人洗澡，更换清洁衣服。

(2) 病人取平卧位，嘱其腹部放松。

(3) 嘱病人穿着有口袋的上衣或裤子，或配有腰带。

3. 操作后

(1) 向病人说明上泵后的注意事项。

(2) 严格按医嘱注射胰岛素，注意监测血糖变化。

【理论知识】

1. 胰岛素泵安装后的护理有哪些？

答：(1) 每日按时遵医嘱注射三餐前大剂量胰岛素，嘱患者按时进食，不进食者不注射。

(2) 严格按照医嘱检查患者的血糖水平，有不适感时随时加测。

(3) 每班检查胰岛素泵的工作状态是否正常，注意有无导管堵塞，以及剩余电量、药量等情况。

(4) 观察输注部位皮肤有无异常改变，持续使用者常规 3 天更换一次注射部位及输注管路，如患者出现高热、多汗，局部有硬结、红肿、出血、脱出等情况，应及时更换输注部位。

(5) 血糖异常升高时，首先检查胰岛素泵的运行情况，避免盲目追加大剂量。

(6) 妥善放置胰岛素泵，避免贴身放置，以免体温影响胰岛素的稳定性。

2. 试述胰岛素泵使用患者的健康教育。

答：(1) 避免注射部位肌肉的剧烈运动、受压、摩擦等，以防针头脱出。

(2) 避免输注导管打折、受压，保持输注管道通畅。

(3) 注意胰岛素泵的保护，不要使泵受潮、撞击或损坏。警惕胰岛素泵的报警音，发生报警及时与护士联系。

(4) 患者带泵期间勿擅自离开医院，警惕低血糖的发生。

(5) 患者带泵期间若需要洗澡，要及时与护士联系将泵分离，洗澡后及时连接。做 CT、MRI 等检查前要将泵取下，以免影响泵的正常工作。

【附：考核评分标准】

胰岛素泵使用考核评分标准

项目	评 分 标 准	评分标准				得分
		分值	A	B	C	
目的(5)	模拟人体胰腺分泌功能，全面有效的控制血糖，从而达到治疗糖尿病的目的。	5	5	4	3	
操作准备(15)	1. 护士：仪表端庄，衣帽整洁，洗手。	3	3	2	1	
	2. 病人：告知病人操作目的、方法及配合技巧。	3	3	2	1	
	3. 评估：病人的病情、生命体征、血糖、心理状况及理解程度；局部皮肤情况。	4	4	3	2	
	4. 用物：治疗盘、弯盘、碘伏、75%乙醇、棉签、胰岛素笔芯、胰岛素泵、贮药器、输注导管、无菌胶贴、胰岛素泵标识、无菌纱布、治疗卡、笔。	5	5	4	3	
操作流程(60)	1. 正确安装胰岛素泵电池，检查仪器性能。	3	3	2	1	
	2. 准备无菌纱布。	2	2	1	0	
	3. 检查胰岛素笔芯名称、有效期、性状。	5	5	4	3	
	4. 检查贮药器，润滑导管。	3	3	2	1	
	5. 正确抽吸胰岛素，连接输注导管。	3	3	2	1	
	6. 排尽输注导管内的空气。	5	5	4	3	
	7. 将贮药器放置于胰岛素泵内。	2	2	1	0	
	8. 根据医嘱正确设置基础率、餐前大剂量等参数。	10	10	8	6	
	9. 备齐用物至病人床边，核对病人。解释上泵目的，以取得病人配合。	5	5	3	1	
	10. 取脐周 5 cm 以外不影响穿衣服的部位，常规消毒皮肤，待干。	5	5	3	1	
	11. 输注针头刺入消毒部位皮肤，用无菌胶贴固定。注明开始使用时间。	5	5	3	1	
	12. 粘贴胰岛素标识。	3	3	2	1	
	13. 检查胰岛素泵的工作状态。将泵固定在病人皮带、腰带或口袋内，避免贴身放置。	5	5	3	1	
	14. 记录，交代注意事项。	4	4	2	0	
操作后(10)	1. 安置病人，协助取舒适体位。	4	4	3	2	
	2. 终末处理。	3	3	2	1	
	3. 洗手、记录。	3	3	2	1	
总体评价(10)	1. 病人安全，主动配合。	5	5	3	0	
	2. 操作达到预期治疗目的。	5	5	3	0	

七、外周插入中心静脉导管(PICC)

【目的】

1. 用于5天以上的中、长期输液治疗。

2. 静脉输注刺激药物,如化疗药物、高渗性药物、黏稠性液体,以保护病人外周静脉、减轻痛苦。

【操作前准备】

1. 护士:仪表整齐,置管前查看病历、核对医嘱。

2. 环境:环境清洁、明亮、紫外线消毒30 min。

3. 病人:告知病人操作目的、方法及配合技巧;由医生负责与病人签署知情同意书。

4. 评估:病人的病情、生命体征、意识状况、凝血功能、治疗需求、自理能力、局部皮肤、血管情况、心理状态及配合程度。

5. 洗手,戴口罩、圆帽。

6. 用物:治疗盘、2%利多卡因、75%乙醇、0.5%碘伏、棉签、弹力绷带、0.9%生理盐水、标识、输液贴、明胶海绵、敷贴、卷尺、止血带、1 ml注射器、20 ml注射器2副、一次性小单、手套2副、无菌大单、无菌手术衣、PICC穿刺包、弯盘、PICC穿刺套件、透明敷贴、置管记录单、笔。

PICC穿刺包:治疗巾、孔巾、换药碗、纱布、弯盘、剪刀、血管钳、止血带、小药杯、棉球。

【操作流程及注意事项】

流　程	注意事项
1. 备齐用物至病人床边,核对病人。	•严格无菌操作,防止穿刺部位感染。
2. 关闭门窗,调节室温。	
3. 协助病人取平卧位,给病人戴口罩、帽子。	
4. 选择合适的静脉	

(1) 在预期穿刺部位以上系止血带。

(2) 评估病人的静脉情况，并选择贵要静脉为最佳穿刺血管。

- 操作中保持病人穿刺侧手臂与身体成 90°角。

(3) 松开止血带。

5. 测量定位

- 肘横纹上 10 cm 处测量臂围。

(1) 病人平卧，上臂外展与躯干呈 90°。

(2) 上腔静脉测量法：从预穿刺点沿静脉走向到右胸锁关节再向下至第三肋间隙，注意体外测量的长度不可能与体内完全一致。

(3) 臂围：肘横纹上 10 cm 处测量臂围。

(4) 记录测量数值。

6. 建立无菌区

(1) 在病人手臂下垫一次性小单。

(2) 打开 PICC 穿刺包，穿无菌手术衣戴无菌手套。

7. 穿刺点的消毒

(1) 抬高病人手臂，以穿刺点为中心消毒，75%乙醇 3 遍，碘伏 3 遍。消毒范围：穿刺点为中心上下直径 20 cm，两侧至整臂。

- 75%乙醇 3 遍(第一遍顺时针，第二遍逆时针，第三遍顺时针)，碘伏 3 遍(方法同 75%乙醇)。
- 消毒范围：穿刺点为中心上下直径 20 cm，两侧至整臂。

(2) 铺无菌治疗巾(最大化无菌覆盖)。

(3) 更换无菌手套，无菌生理盐水纱布擦洗手套上滑石粉，干纱布擦干。

(4) 打开 PICC 穿刺套件，按顺序摆放。

8. 用 20 ml 注射器抽吸无菌生理盐水，预冲导管，再预冲连接器和肝素帽，连接穿刺针，预冲备用。

9. 根据需要，局部麻醉静脉穿刺点

(2%利多卡因 0.1～0.2 ml 皮内注射)。

10. 在上臂系上止血带，使静脉膨胀。
11. 将保护套从穿刺针上去掉。
12. 穿刺者以 15°～30°进针行静脉穿刺，一旦有回血，立即减小穿刺角度，推进插管鞘确保插管鞘进入静脉。
13. 左手按压插管鞘尖端处静脉，右手撤出针芯。
14. 自插管鞘处置入 PICC 至腋静脉时，病人向静脉穿刺侧偏头并低头，以防止导管误入颈静脉。

• 当导管置入 10 cm 左右时，嘱病人向穿刺侧转头并低头，尽量使下颌贴近肩关节，以免导管误插至颈静脉。

15. 插管至预定深度后，退出插管鞘。

• 当导管在推进过程中遇有阻力时，可冲生理盐水，使导管末端漂浮，易于推进，禁止用暴力。

16. 撤出支撑导丝。
17. 按预计长度修剪导管，体外导管 5 cm。
18. 套上减压套筒，安装连接器于 PICC 导管处，锁上。
19. 用注射器抽吸回血，用生理盐水 20 ml 脉冲式冲管。
20. 安装肝素帽。
21. 清理穿刺点，将导管摆成弧形，正确摆放思乐扣。

• 固定导管时应将体外导管弧形摆放，避免在肘关节活动时体外导管反复打折引起磨损。

22. 用无菌透明敷料固定 PICC 导管，穿刺点置纱布，透明敷料加压粘贴。
23. 在无菌免缝胶带或透明敷料/治疗单上注明穿刺者姓名、穿刺日期和时间和臂围，根据需要弹力绷带包扎。
24. 再次查对，向病人交待有关注意事项。
25. 妥善安置病人，整理用物。
26. X线检查确定导管尖端位置。
27. 洗手。
28. 记录。

- 定期检查导管位置、流通性能及固定情况。
- 禁止使用10 ml以下注射器给药和冲洗导管。
- 禁止用高压注射泵经PICC推注造影剂（耐高压导管除外）。
- 置管后每周用0.9%生理盐水10 ml冲管，并以脉冲式方式进行。
- 术后24 h内更换敷贴，并观察局部出血情况，以后酌情每周更换1～2次。
- 当导管发生血凝阻塞时，严禁将血凝块推入血管，可应用三通负压的方法用1∶5 000单位尿激酶溶解导管内的血凝块。
- 病人置入PICC导管侧手臂不能提重物、不做引体向上、托举哑铃等持重锻炼，避免游泳等浸泡到置管区域的活动。
- 嘱病人注意针眼周围有无发红、疼痛、肿胀、渗出。如有异常应及时联系护士。

【操作后处置】

1. 安置病人；交代注意事项。
2. 整理用物，终末处理；X线检查确定导管尖端位置。
3. 洗手、记录。

【总体评价】

1. 严格执行无菌操作技术。

2. 选择合适的穿刺部位、血管，做到一次穿刺成功。

3. 导管固定牢固，不易脱落。

4. 操作体现以病人为中心，注意保暖和病人交流，以减少疼痛，观察病人情况。

【沟通要点】

1. 操作前：告知病人操作目的、方法、配合要点，注意事项。

2. 操作中

(1) 心理支持，消除紧张心理。

(2) 当导管置入 10 cm 左右时，嘱病人向穿刺侧转头并低头，尽量使下颌贴近肩关节，以免导管误插至颈静脉。

3. 操作后

(1) 告知病人禁止使用 10 ml 以下注射器给药和冲洗导管。

(2) 病人置入 PICC 导管侧手臂不能提重物、不做引体向上、托举哑铃等持重锻炼，避免游泳等浸泡到置管区域的活动。

(3) 嘱病人注意针眼周围有无发红、疼痛、肿胀、渗出。如有异常应及时联系护士。

(4) 治疗间歇期每 7 天对 PICC 导管进行冲管、换贴膜、换肝素帽等维护工作。

【理论知识】

1. 何谓 PICC？

答：PICC 是指经外周静脉插入的中心静脉导管，通常由肘前臂的大静脉置入，导管的尖端到达上腔静脉的中下 1/3 处。

2. PICC 的适应证有哪些？

答：(1) 需长期输液或外周静脉条件差的病人。

(2) 早产儿(23～30 周)。

(3) 使用对静脉刺激性较大的静脉药物治疗，如肿瘤化疗、胃肠外营养、pH＜5 或＞9 以及渗透压＞600 mmol/L(mOsm/L)的静脉药物治疗。

(4) 家庭病床的病人。

3. PICC 的禁忌证有哪些？

答:(1) 病人肘部缺乏可穿刺的外周静脉。

(2) 穿刺部位有感染或损伤。

(3) 乳腺癌术后患侧手臂的血管。如需穿刺,需和医生共同讨论决定。

(4) 有严重的出血性疾病、严重凝血障碍者(血小板$<2\times10^9$/L,白细胞计数$<1.5\times10^9$/L)。

【附:考核评分标准】

外周插入中心静脉导管(PICC)考核评分标准

项目	评分标准	评分等级				得分
		分值	A	B	C	
目的(5)	1. 用于5天以上的中、长期输液治疗。	2	2	1	0	
	2. 静脉输注刺激药物,如化疗药物、高渗性药物、黏稠性液体以保护病人外周静脉、减轻痛苦。	3	3	2	1	
操作前(15)	1. 护士:仪表整齐,置管前查看病历、核对医嘱。	2	2	1	0	
	2. 环境:环境清洁、明亮、紫外线消毒30 min。	2	2	1	0	
	3. 病人:告知病人操作目的、方法及配合技巧;由医生负责与病人签署知情同意书。	3	3	2	1	
	4. 评估:病人的病情、生命体征、意识状况、凝血功能、治疗需求、自理能力、局部皮肤、血管情况、心理状态及配合程度。	4	4	3	2	
	5. 洗手,戴口罩、圆帽。	2	2	1	0	
	6. 备齐物品,放置合理。	2	2	1	0	
操作流程(60)	1. 了解病人病情及适合体位。	5	5	4	3	
	2. 测量穿刺点至右锁骨头向下至第三肋间的长度正确。	5	5	4	3	
	3. 建立无菌区,穿刺点消毒,打开PICC穿刺套件,检查导管导丝,预冲导管、连接器和肝素帽、穿刺针。	10	10	8	6	
	4. 穿刺方法正确(以15°～30°的角度将插管器刺入静脉,回血窗观察回血;推进插管鞘,松止血带,退出穿刺针,指压止血),送导管方法正确。	10	10	8	6	
	5. 撤导丝方法正确,修剪长度,安装连接器方法正确。	10	10	8	6	
	6. 抽回血,冲管。	5	5	4	3	
	7. 连接肝素帽,冲管方法正确。	5	5	4	3	
	8. 连接思乐扣方法正确。	5	5	4	3	
	9. 敷料覆盖穿刺点,标识置管时间。	5	5	4	3	
操作后(10)	1. 安置病人;交代注意事项。	4	4	3	2	
	2. 整理用物,终末处理;X线检查确定导管尖端位置。	3	3	2	1	
	3. 洗手、记录。	3	3	2	1	
总体评价(10)	1. 严格执行无菌操作技术。	3	3	2	1	
	2. 选择合适的穿刺部位、血管,做到一次穿刺成功。	3	3	2	1	
	3. 导管固定牢固,不易脱落。	2	2	1	0	
	4. 操作体现以病人为中心,注意保暖和病人交流,以减少疼痛,观察病人情况。	2	2	1	0	

八、中心静脉置管维护

【目的】

1. 预防导管堵塞。

2. 预防感染发生。

【操作前准备】

1. 护士:仪表整齐,洗手、戴口罩。

2. 病人:告知病人操作目的、方法及配合技巧。

3. 评估:病人病情、局部皮肤状况、导管、敷贴,以及病人的意识及理解程度。

4. 用物:治疗盘、0.5%碘伏、75%乙醇、100 ml 生理盐水、棉签、肝素帽、头皮针、输液贴、思乐扣、敷贴、透明贴膜、20 ml 注射器、无菌手套、一次性小单、换药包、弯盘、维护记录单、笔。

换药包:弯盘、小药杯、棉球、纱布、血管钳、镊子。

【操作流程及注意事项】

流　程	注意事项
1. 备齐用物至病人床边,核对病人,关闭门窗,调节室温。	
2. 暴露导管穿刺部位,取下保护套。在手臂下垫一次性小单,自下而上去除敷料和思乐扣,注意切忌将导管带出体外。	• 严格无菌操作,预防感染。 • 去除敷料由下而上,注意切忌将导管带出体外,手不要触及贴膜覆盖区域内的皮肤,以免污染无菌区。
3. 检查体外导管长度,有无磨损;穿刺点有无红肿、渗出。	• 检查穿刺点有无发红、肿胀、渗血及渗液;贴膜有无潮湿、脱落、污染、是否到期;导管有无移动、是否进入体内或脱出体外(脱出时,要剪断多余部分。确定剪断导管的位置,至少要有 5 cm 的导管露出皮肤之外才能修剪导管)。

4. 打开无菌换药包。
5. 戴无菌手套。
6. 将无菌透明敷料、无菌免缝胶带、肝素帽、20 ml 注射器、8 号头皮针去除包装置入换药包内。
7. 臂下铺一次性治疗巾。
8. 抽吸生理盐水 20 ml 与头皮针连接，预冲肝素帽。
9. 助手将乙醇、碘伏分别倒于小药杯内。
10. 避开穿刺点，取酒精棉球以顺时针、逆时针、顺时针方向 3 遍螺旋状消毒，范围以穿刺点为中心上下 10 cm，两侧至臂缘，避免酒精接触穿刺点和导管。
11. 取碘伏棉球消毒穿刺点 10 秒，以穿刺点为中心顺时针方向消毒皮肤，消毒导管正、反面，再逆时针、顺时针方向消毒皮肤，待干。
12. 用无菌纱布衬垫取下原有肝素帽，酒精纱布消毒连接器路厄氏接口。

• 去除原有肝素帽，酒精纱布用力摩擦消毒导管接口约 15 秒。

13. 更换肝素帽，并用脉冲式方法冲洗导管。

• 连接新的肝素帽，以脉冲方式冲管，剩 0.5～1 ml 生理盐水时以正压方式封管。
• 如遇阻力，不可强行推注。
• 应使用大于 10 ml 的注射器推注液体。

14. 用胶带、透明敷料固定导管（导管出皮肤处，按思乐扣上箭头所示方向和穿刺点相对摆放成弧形。正确应用思乐扣）。

• 体外导管部分摆放成弧形，并完全覆盖在透明敷料以下，以免引起感染。

15. 在免缝胶带或透明敷料/治疗单上注明换药者姓名、日期和时间。套上保护套。

【操作后处置】

1. 安置病人,整理床单元。

2. 终末处理。

3. 洗手、记录。

【总体评价】

1. 严格执行无菌操作技术。

2. 操作过程中动作轻柔,导管固定美观。

3. 病人舒适、安全。

【沟通要点】

1. 操作前

(1) 告知病人操作目的、方法、配合要点和注意事项。

(2) 观察贴膜有无潮湿、脱落、污染、是否到期;如有异常及时换药。

2. 操作中:心理支持,消除紧张心理。

3. 操作后

(1) 观察穿刺点有无发红、肿胀、渗血及渗液;如有异常及时联系专科护士。

(2) 治疗间歇期每 7 天对 PICC 导管进行冲管、换贴膜、换肝素帽等维护。

【理论知识】

1. 试述 PICC 导管换药频率。

答:PICC 穿刺术后护理关键是换药,穿刺后第一个 24 h 更换一次敷贴,以后每周常规更换敷贴 1~2 次,如遇特殊情况随时更换。

2. 何时应更换连接帽频率?

答:连接帽每周常规更换 1 次,如遇经连接帽采血或卸下连接帽后需及时更换。

【附:考核评分标准】

中心静脉置管维护考核评分标准

<table>
<tr><th rowspan="2">项目</th><th rowspan="2">评 分 标 准</th><th colspan="4">评分等级</th><th rowspan="2">得分</th></tr>
<tr><th>分值</th><th>A</th><th>B</th><th>C</th></tr>
<tr><td rowspan="2">目的
(5)</td><td>1. 预防导管堵塞。</td><td>2</td><td>2</td><td>1</td><td>0</td><td></td></tr>
<tr><td>2. 预防感染发生。</td><td>3</td><td>3</td><td>2</td><td>1</td><td></td></tr>
<tr><td rowspan="4">操作前
(15)</td><td>1. 护士:仪表整齐,洗手、戴口罩。</td><td>5</td><td>5</td><td>3</td><td>1</td><td></td></tr>
<tr><td>2. 病人:告知病人操作目的、方法及配合技巧。</td><td>4</td><td>4</td><td>2</td><td>1</td><td></td></tr>
<tr><td>3. 评估:病人病情、局部皮肤状况、导管、敷贴,以及病人的意识及理解程度。</td><td>4</td><td>4</td><td>2</td><td>1</td><td></td></tr>
<tr><td>4. 备齐用物,放置合理。</td><td>2</td><td>2</td><td>1</td><td>0</td><td></td></tr>
<tr><td rowspan="9">操作流程
(60)</td><td>1. 环境清洁,备好换药部位,保证病人舒适,安全。</td><td>5</td><td>5</td><td>4</td><td>3</td><td></td></tr>
<tr><td>2. 与病人交流;告知病人 PICC 置管维护的目的、方法及注意的事项。</td><td>9</td><td>9</td><td>7</td><td>5</td><td></td></tr>
<tr><td>3. 去除敷料方法正确。</td><td>4</td><td>4</td><td>3</td><td>2</td><td></td></tr>
<tr><td>4. 消毒穿刺点与导管方法正确。</td><td>9</td><td>9</td><td>7</td><td>5</td><td></td></tr>
<tr><td>5. 更换肝素帽方法正确。</td><td>4</td><td>4</td><td>3</td><td>2</td><td></td></tr>
<tr><td>6. 脉冲式正压方法冲管正确。</td><td>10</td><td>10</td><td>8</td><td>6</td><td></td></tr>
<tr><td>7. 体外导管放置呈弧形;思乐扣应用正确。</td><td>5</td><td>5</td><td>4</td><td>3</td><td></td></tr>
<tr><td>8. 胶带及透明敷料固定方法正确。</td><td>10</td><td>10</td><td>8</td><td>6</td><td></td></tr>
<tr><td>9. 注明换药者姓名、日期和时间。</td><td>4</td><td>4</td><td>3</td><td>2</td><td></td></tr>
<tr><td rowspan="3">操作后
(10)</td><td>1. 安置病人,整理床单元。</td><td>4</td><td>4</td><td>2</td><td>1</td><td></td></tr>
<tr><td>2. 终末处理。</td><td>4</td><td>4</td><td>2</td><td>1</td><td></td></tr>
<tr><td>3. 洗手、记录。</td><td>3</td><td>3</td><td>1</td><td>0</td><td></td></tr>
<tr><td rowspan="3">总体评价
(10)</td><td>1. 严格执行无菌操作技术。</td><td>3</td><td>3</td><td>2</td><td>1</td><td></td></tr>
<tr><td>2. 操作过程中动作轻柔,导管固定美观。</td><td>5</td><td>5</td><td>3</td><td>1</td><td></td></tr>
<tr><td>3. 病人舒适、安全。</td><td>2</td><td>2</td><td>1</td><td>0</td><td></td></tr>
</table>

九、三腔二囊管护理

【目的】

用于食管-胃底静脉曲张破裂病人的压迫止血。

【操作前准备】

1. 护士:仪表端庄,衣帽整洁,洗手,戴口罩。

2. 病人:告知病人操作目的、方法及配合技巧。

3. 评估:病人的病情、生命体征、意识、鼻腔黏膜、鼻腔通畅性、心理状况以及理解程度。

4. 用物:治疗盘、生理盐水、药杯(内有冷开水)、棉签、石蜡油棉球、记号笔、标识、胶布、剪刀、50 ml 注射器 2 副、血压计、手套 3 副、三腔二囊管包(内有治疗巾、弯盘、治疗碗、三腔二囊管、纱布 3 块、血管钳 3 把、无齿镊 1 把)、无菌治疗碗、0.5 kg 牵引物、牵引绳、弯盘,另备移动输液架。

【操作流程及注意事项】

流 程	注意事项
1. 检查三腔二囊管	
(1) 检查并打开无菌治疗碗,倒生理盐水于治疗碗内。	
(2) 检查并打开三腔二囊管包,放入石蜡油棉球、50 ml 注射器。	
(3) 戴手套,胃气囊注气 200 ml,食管气囊注气 100 ml,将气囊放入治疗碗内,检查三腔二囊管是否漏气、球形是否符合要求,擦干。	• 橡胶老化、气囊漏气或充盈的气囊形状偏移不成球形不宜使用。
(4) 放气,抽尽气囊内空气,血管钳夹管,润滑。	• 两个气囊内气体必须全部抽尽,导管应充分润滑。
(5) 整理用物,脱手套。	
2. 核对病人,做好解释。	

3. 关闭门窗，调节室温。
4. 清洁病人鼻腔，协助病人取侧卧位。
5. 打开三腔二囊管包，戴手套，铺治疗巾于病人颌下，协助医生插三腔二囊管。
6. 三腔二囊管已插入，抽尽胃内血液。
7. 胃气囊注气 200～300 ml，测压，维持压力 50～60 mmHg，反折导管，夹闭。轻拉三腔二囊管，有阻力，做标记。胶布固定。
8. 食管气囊注气 100～150 ml，压力维持 30～40 mmHg，反折导管，夹闭。
9. 协助病人取平卧位。
10. 悬挂牵引物，离地面 20 cm 左右，牵引三腔二囊管。
11. 粘贴标识。

- 压迫期间密切观察病人脉搏、呼吸、血压的变化，胃气囊充气不足、漏气或牵拉力过大，会出现三腔二囊管向外滑脱，气囊压迫咽喉部，导致呼吸困难甚至窒息，应紧急处理。
- 压迫期间嘱病人不能吞咽唾液等分泌物，以免误吸。
- 长期压迫者应定时放气。一般每 6～8 h 放气一次，以防长时间压迫引起黏膜糜烂、坏死。
- 充气时应先胃气囊后食管气囊，放气时必须是先食管气囊后胃气囊。

【操作后处置】

1. 安置病人，交代注意事项。
2. 终末处理。

3. 洗手、记录。

【总体评价】

1. 病人安全、能配合。

2. 操作达到预期治疗目的。

【沟通要点】

1. 操作前:告知操作目的、方法、注意事项,并做好心理支持,以消除紧张恐惧心理。

2. 操作中:嘱病人插管时做吞咽动作,以顺利插管。

3. 操作后

(1) 压迫期间不能吞咽唾液等分泌物,以免误吸。

(2) 压迫期间不得随意自行拽拉导管,以防意外发生。

(3) 嘱病人若有不适,及时按铃告知。

【理论知识】

1. 门静脉高压时,门静脉系统与腔静脉之间会形成哪些主要的侧支循环?

答:(1) 食管和胃底静脉曲张:主要是门静脉系的胃冠状静脉和腔静脉系食管静脉和奇静脉等沟通开放。

(2) 腹壁静脉曲张:由于脐静脉重新开放,与脐静脉、腹壁静脉等连接,在脐周和腹壁可见迂曲的静脉。

(3) 痔核形成:为门静脉系的直肠上静脉与下腔静脉系的直肠中、下静脉吻合扩张形成。

2. 上消化道出血病人有活动性出血或再次出血的迹象有哪些?

答:(1) 反复呕血、甚至呕吐物由咖啡色转为鲜红色。

(2) 黑便次数增多且粪质稀薄,色泽转为暗红色,伴肠鸣音亢进。

(3) 周围循环衰竭的表现经补液、输血而未改善,或好转后又恶化,血压波动,CVP 不稳定。

(4) 红细胞计数、红细胞比容、血红蛋白测定不断下降,网织红细胞计数持续增高。

(5) 在补液足够、尿量正常的情况下，血尿素氮持续或再次增高。

(6) 门静脉高压的病人原有脾大，在出血后常暂时缩小，如不见脾恢复肿大。

【附:考核评分标准】

三腔二囊管护理考核评分标准

项目	评分标准	评分等级				得分
		分值	A	B	C	
目的(5)	用于食管-胃底静脉曲张破裂病人的压迫止血。	5	5	3	2	
操作前(15)	1. 护士:仪表端庄,衣帽整洁,洗手,戴口罩。	2	2	1	0	
	2. 病人:告知病人操作目的、方法及配合技巧。	3	3	2	1	
	3. 评估:病人的病情、生命体征、意识、鼻腔黏膜、鼻腔通畅性、心理状况以及理解程度。	5	5	4	2	
	4. 用物:治疗盘、生理盐水、药杯(内有冷开水)、棉签、石蜡油棉球、记号笔、标识、胶布、剪刀、50 ml 注射器 2 副、血压计、手套 3 副、三腔二囊管包、无菌治疗碗、0.5 kg 牵引物、牵引绳、弯盘,另备移动输液架。三腔二囊管包(内有治疗巾、弯盘、治疗碗、三腔二囊管、纱布 3 块、血管钳 3 把、无齿镊 1 把)。	5	5	4	2	
操作流程(60)	1. 检查三腔二囊管	15	15	10	6	
	(1) 检查并打开无菌治疗碗,倒生理盐水于治疗碗内。	2	2	1	0	
	(2) 检查并打开三腔二囊管包,放入石蜡油棉球、50 ml 注射器。	2	2	1	0	
	(3) 戴手套,胃气囊注气 200 ml、食管气囊注气 100 ml,将气囊放入治疗碗内检查三腔二囊管是否漏气、球形是否符合要求,擦干。	8	8	6	3	
	(4) 放气,抽尽气囊内空气,血管钳夹管,润滑。	2	2	1	0	
	(5) 整理用物,脱手套。	1	1	0	0	
	2. 核对病人,做好解释。	3	3	2	1	
	3. 关闭门窗,调节室温。	2	2	1	0	
	4. 清洁病人鼻腔。协助病人取侧卧位。	3	3	2	1	
	5. 打开三腔二囊管包,戴手套,铺治疗巾于病人颌下,协助医生插三腔二囊管。	5	5	4	2	
	6. 三腔二囊管已插入,抽尽胃内血液。	3	3	2	1	
	7. 胃气囊注气 200~300 ml,测压,维持压力 50~60 mmHg,反折导管,夹闭。轻拉三腔二囊管,有阻力,做标记。胶布固定。	10	10	7	4	
	8. 食管气囊注气 100~150 ml,压力维持 30~40 mmHg,反折导管,夹闭。	6	6	4	2	
	9. 协助病人取平卧位。	2	2	1	0	
	10. 悬挂牵引物,离地面 20 cm 左右,牵引三腔二囊管。	8	8	6	3	
	11. 粘贴标识。	3	3	2	1	

续表

项目	评 分 标 准	评分等级				得分
		分值	A	B	C	
操作后（10）	1. 安置病人，交代注意事项。 2. 终末处理。 3. 洗手、记录	4 3 3	4 3 3	3 2 2	2 1 1	
总体评价（10）	1. 病人安全、能配合。 2. 操作达到预期治疗目的。	5 5	5 5	3 3	1 1	

十、心电图检查

【目的】

描测病人心率、心律、心电信号，为诊断和治疗提供依据。

【操作前准备】

1. 护士：仪表端庄，衣帽整洁，洗手，戴口罩。
2. 病人：告知病人操作目的、方法及配合技巧。
3. 评估：病人病情、局部皮肤情况、心理状态，以及配合程度。
4. 用物：心电图机、治疗盘、弯盘、75%乙醇、棉签。

【操作流程及注意事项】

流　程	注意事项
1. 检查心电图机性能、导联线，处于备用状态。	
2. 备齐用物至病人床边，核对病人。关闭门窗，调节室温。	
3. 暴露病人双上肢及左下肢，清洁左手腕、右手腕、左侧内外足踝皮肤。	
4. 清洁肢体导联电极。	•注意肢体导联不能接反，胸导联定位准确。
5. 连接肢导联：左、右上肢，左下肢。	
6. 暴露病人胸部，清洁皮肤。	
7. 清洁吸球。	
8. 正确定位，连接胸 1 至胸 6 导联： 胸 1 导联(红色标记吸球)位于胸骨右缘第 4 肋间； 胸 2 导联(黄色标记吸球)位于胸骨左缘第 4 肋间； 胸 4 导联(褐色标记吸球)位于左锁骨中线与第 5 肋间相交处； 胸 3 导联(绿色标记吸球)位于胸 2 与胸 4 两点连线的中点；	•吸球吸附时间不宜过长，否则容易出现皮肤淤斑。

操作步骤	要点说明
胸5导联(黑色标记吸球)位于左腋前线与胸5同一水平处; 胸6导联(紫色标记吸球)位于左腋中线与胸5同一水平处。	
9. 指导病人全身放松,勿交谈,勿移动肢体。	•嘱病人肢体放松,平静呼吸,以免出现肌电干扰或基线不稳。
10. 开机,观察心电信号,待基线平稳后打印心电图。	
11. 打印完毕,关机。摘离图纸,撤除所有导联。	
12. 协助病人整理衣服及床单元。在图纸上标记床号、姓名。	

【操作后处置】

1. 安置病人。

2. 整理用物,终末处理。

3. 洗手、记录。

【总体评价】

1. 导联连接位置准确。

2. 操作中体现以病人为中心,注意保暖,保护病人隐私。

【沟通要点】

1. 操作前:告知操作目的、注意事项、方法,消除紧张心理。

2. 操作中:指导病人全身放松,勿交谈,勿移动肢体,确保心电图描记准确。

【理论知识】

1. 什么是心电图?

答:心电图指的是心脏在每个心动周期中,由起搏点、心房、心室相继兴奋,伴随着心电图生物电的变化,通过心电描记器从体表引出多种形式的电位变化的图形(简称ECG)。心电图是心脏兴奋的发生、传播及恢复过程的客观指标。

2. 简述胸1至胸6导联的正确定位。

答:(1) 胸1导联(红色标记吸球)位于胸骨右缘第4肋间。

(2) 胸2导联(黄色标记吸球)位于胸骨左缘第4肋间。

(3) 胸4导联(褐色标记吸球)位于左锁骨中线与第5肋间相交处。

(4) 胸3导联(绿色标记吸球)位于胸2与胸4两点。

(5) 胸5导联(黑色标记吸球)位于左腋前线与胸5同一水平处。

(6) 胸6导联(紫色标记吸球)位于左腋中线与胸5同一水平处。

【附:考核评分标准】

心电图检查考核评分标准

项目	评 分 标 准	评分等级				得分
		分值	A	B	C	
目的(5)	描测病人心率、心律、心电信号,为诊断和治疗提供依据。	5	5	4	3	
操作前(15)	1. 护士:仪表端庄,衣帽整洁,洗手,戴口罩。	2	2	1	0	
	2. 病人:告知病人操作目的、方法及配合技巧。	3	3	2	1	
	3. 评估:病人病情、局部皮肤情况、心理状态,以及配合程度。	5	5	4	3	
	4. 用物:心电图机、治疗盘、弯盘、75%乙醇、棉签。	5	5	4	3	
操作流程(60)	1. 检查心电图机性能、导联线,处于备用状态。	5	5	4	3	
	2. 备齐用物至病人床边,核对病人。关闭门窗,调节室温。	4	4	3	2	
	3. 暴露病人双上肢及左下肢,清洁左手腕、右手腕、左侧内外足踝皮肤。	4	4	3	2	
	4. 清洁肢体导联电极。	4	4	3	2	
	5. 连接肢导联:左、右上肢,左下肢。	8	8	6	4	
	6. 暴露病人胸部,清洁皮肤。	4	4	3	2	
	7. 清洁吸球。	3	3	2	1	
	8. 正确定位,连接胸1至胸6导联: • 胸1导联(红色标记吸球)位于胸骨右缘第4肋间; • 胸2导联(黄色标记吸球)位于胸骨左缘第4肋间; • 胸4导联(褐色标记吸球)位于左锁骨中线与第5肋间相交处; • 胸3导联(绿色标记吸球)位于胸2与胸4两点连线的中点; • 胸5导联(黑色标记吸球)位于左腋前线与胸5同一水平处; • 胸6导联(紫色标记吸球)位于左腋中线与胸5同一水平处。	10	10	8	6	
	9. 指导病人全身放松,勿交谈,勿移动肢体。	5	5	4	3	
	10. 开机,观察心电信号,待基线平稳后打印心电图。	5	5	4	3	
	11. 打印完毕,关机。摘离图纸,撤除所有导联。	4	4	3	2	
	12. 协助病人整理衣服及床单元。在图纸上标记床号、姓名。	4	4	3	2	

续表

项目	评分标准	评分等级				得分
		分值	A	B	C	
操作后(10)	1. 安置病人。 2. 整理用物,终末处理。 3. 洗手、记录。	4 3 3	4 3 3	3 2 2	2 1 1	
总体评价(10)	1. 导联连接位置准确。 2. 操作中体现以病人为中心,注意保暖,保护病人隐私。	7 3	7 3	5 2	3 1	

十一、体表动脉触摸

【目的】

计数每分钟动脉搏动次数，评价搏动节律及强弱，以了解心脏负荷、心脏功能及周围血管的情况。

【操作前准备】

1. 护士：仪表端庄，衣帽整洁，洗手。
2. 病人：告知病人操作目的、方法及配合技巧。
3. 评估：病人的病情、生命体征、意识状态、心理及理解程度。
4. 用物：治疗盘、记录本、笔、带秒针的表。

【操作流程及注意事项】

流　程	注意事项
1. 备齐用物至病人床边，核对病人。	• 操作前应使病人保持安静，如有剧烈运动，应先休息 20 min 后再测量。
2. 关闭门窗，调节室温。	
3. 取秒表，以食指、中指、环指的指端，用适中的压力按于桡动脉或其他浅表大动脉搏动明显处诊脉，计数 30 秒，所得数字乘以 2。	• 不可用拇指诊脉，因拇指小动脉搏动易与病人的脉搏相混淆。 • 对脉搏短绌的病人，应两人同时测量脉率和心率 1 min，并以分数方式记录，即心率/脉率。 • 除桡动脉外，可测颞动脉、肱动脉、颈动脉、足背动脉等。 • 为偏瘫病人测量脉搏，应选择健侧肢体。

【操作后处置】

1. 安置病人。
2. 整理用物，记录，终末处理。
3. 洗手、记录。

【总体评价】

操作达到预期目的。

【沟通要点】

1. 操作前

(1) 告知操作目的、注意事项、方法,消除紧张心理;

(2) 操作前病人应安静休息 20 min。

2. 操作中:嘱病人放松。

【理论知识】

1. 什么是脉搏?

答:脉搏即动脉搏动,随着心脏节律性的收缩和舒张,动脉管壁相应的出现扩张和回缩,在表浅动脉上可触到搏动。

2. 什么是脉搏短绌?

答:脉搏短绌即在同一单位时间内,脉率少于心率。其特点为心律完全不规则,心率快慢不一,心音强弱不等。发生机制是由于心肌收缩力强弱不等,有些心输出量少的搏动只发生在心间,但不能引起周围血管的搏动,因而,造成脉率低于心率,这种现象称为"脉搏短绌"或"绌脉",常见于心房纤维颤动的病人。若遇此病人,应同时测心率与脉率。

【附:考核评分标准】

体表动脉触摸考核评分标准

项目	评分标准	评分等级				得分
		分值	A	B	C	
目的(5)	计数每分钟动脉搏动次数，评价搏动节律及强弱，以了解心脏负荷、心脏功能及周围血管的情况。	5	5	4	3	
操作前(15)	1. 护士：仪表端庄，衣帽整洁，洗手。	2	2	1	0	
	2. 病人：告知病人操作目的、方法及配合技巧。	3	3	2	1	
	3. 评估：病人的病情、生命体征、意识状态、心理及理解程度。	5	5	4	3	
	4. 用物：治疗盘、记录本、笔、带秒针的表。	5	5	4	3	
操作流程(60)	1. 备齐用物至病人床边。核对病人。	15	15	10	5	
	2. 关闭门窗，调节室温。	5	5	3	2	
	3. 取秒表，以食指、中指、环指的指端，用适中的压力按于桡动脉或其他浅表大动脉搏动明显处诊脉，计数 30 秒，所得数字乘以 2。	40	40	30	20	
操作后(10)	1. 安置病人。	4	4	3	2	
	2. 整理用物，终末处理。	3	3	2	1	
	3. 洗手、记录。	3	3	2	1	
总体评价(10)	操作达到预期目的。	10	10	7	5	

十二、动脉血标本采集

【目的】

1. 动脉血气分析。

2. 采血做细菌培养。

【操作前准备】

1. 护士:仪表端庄,衣帽整洁,洗手,戴口罩。

2. 病人:告知病人操作目的、方法及配合技巧。

3. 评估:病人的病情、生命体征、局部皮肤情况、心理状况,以及理解程度。

4. 用物:治疗盘、弯盘、碘伏、棉签、无菌纱布、血气针、治疗巾、软枕、化验单。

【操作流程及注意事项】

流　程	注意事项
1. 备齐用物至病人床边,核对病人。关闭门窗,调节室温。	
2. 选取穿刺动脉,常用穿刺部位为桡动脉、股动脉、足背动脉等。	
3. 准备无菌纱布。	
4. 检查血气针,将橡胶塞放于治疗盘中。	
5. 暴露皮肤,垫软枕、治疗巾。	
6. 消毒皮肤,直径>8 cm,待干。	
7. 操作者消毒食指、中指,以两指固定动脉。	•操作中严格无菌技术,预防感染。
8. 回抽针栓,排尽肝素,将针栓再次抽吸至约 1.6 ml 处。	•血气分析时注射器内不要混有空气。
9. 持血气针在两指间垂直或与动脉走向成 40°角刺入,抽取需要血量。	

10. 按压穿刺点，加压止血 5～10 min。
11. 拔出针头后，迅速刺入橡胶塞内，以隔绝空气，将血气针置于两掌间揉搓片刻，立即送检。

• 有出血倾向者慎行动脉穿刺取血。

【操作后处置】

1. 安置病人，交代注意事项。
2. 整理用物，终末处理。
3. 洗手、记录。

【总体评价】

1. 正确选择穿刺动脉，一针见血。
2. 标本无气体混入，送检及时。
3. 按压方法正确，无渗血及血肿。

【沟通要点】

1. 操作前：告知操作目的、注意事项、方法，消除紧张心理。
2. 操作中：配合穿刺时放松肢体。
3. 操作后：穿刺点按压 5～10 min。

【理论知识】

1. 什么是血气分析？

答：血气分析是指对各种气体、液体中不同类型的气体和酸碱性物质进行分析的技术过程。其中，又以动脉血气分析的应用最为普遍。动脉血气分析也是唯一可靠的判断和衡量人体酸碱平衡状况的指标。

2. 低氧血症的判断标准是什么？

答：主要根据 PO_2 和 O_2SAT 来判断。一般来讲，$PO_2<$ 60 mmHg时，才会使 O_2SAT 及 O_2CT 显著减少，引起组织缺氧，方可诊断为低氧血症。

（1）轻度低氧血症：50 mmHg $\leqslant PO_2<$ 60 mmHg，80% $\leqslant O_2SAT<$ 90%。

（2）中度低氧血症：40 mmHg $\leqslant PO_2<$ 50 mmHg，60% $\leqslant$

$O_2SAT<80\%$。

(3) 重度低氧血症：$PO_2<40$ mmHg，$O_2SAT<60\%$。

【附：考核评分标准】

动脉血标本采集考核评分标准

项目	评分标准	评分等级				得分
		分值	A	B	C	
目的(5)	1. 动脉血气分析。 2. 采血做细菌培养。	3 2	3 2	2 1	1 0	
操作前(15)	1. 护士:仪表端庄,衣帽整洁,洗手,戴口罩。 2. 病人:告知病人操作目的、方法及配合技巧。 3. 评估:病人的病情、生命体征、局部皮肤情况、心理状况,以及理解程度。 4. 用物:治疗盘、弯盘、碘伏、棉签、无菌纱布、血气针、治疗巾、软枕、化验单。	2 3 5 5	2 3 5 5	1 2 4 4	0 1 3 3	
操作流程(60)	1. 备齐用物至病人床边,核对病人。关闭门窗,调节室温。 2. 选取穿刺动脉,常用穿刺部位为桡动脉、股动脉、足背动脉等。 3. 准备无菌纱布。 4. 检查血气针,将橡胶塞放于治疗盘中。 5. 暴露皮肤,垫软枕、治疗巾。 6. 消毒皮肤,直径>8 cm,待干。 7. 操作者消毒食指、中指,以两指固定动脉。 8. 回抽针栓,排尽肝素,将针栓再次抽吸至约1.6 ml处。 9. 持血气针在两指间垂直或与动脉走向成40°角刺入,抽取需要血量。 10. 按压穿刺点,加压止血5~10 min。 11. 拔出针头后,迅速刺入橡胶塞内,以隔绝空气,将血气针置于两掌间揉搓片刻,立即送检。	4 5 3 5 3 5 5 5 15 5 5	4 5 3 5 3 5 5 5 15 5 5	3 4 2 4 2 4 4 4 10 4 4	2 3 1 3 1 3 3 3 7 3 3	
操作后(10)	1. 安置病人,交代注意事项。 2. 整理用物,终末处理。 3. 洗手、记录。	4 3 3	4 3 3	3 2 2	2 1 1	
总体评价(10)	1. 正确选择穿刺动脉,一针见血。 2. 标本无气体混入,送检及时。 3. 按压方法正确,无渗血及血肿。	4 4 2	4 4 2	3 3 1	2 2 0	

十三、血液透析

【目的】

1. 清除病人体内多余水分及代谢废物（如尿素氮、肌酐等）或毒素。

2. 纠正水、电解质与酸碱失衡。

3. 治疗急、慢性肾衰竭和某些药物及毒物中毒。

（一）血液透析上机操作及内瘘穿刺护理技术

【操作前准备】

1. 护士：洗手、戴口罩及清洁手套。

2. 病人

（1）告知病人血液透析治疗的目的、血管通路穿刺方法、治疗模式、治疗过程、治疗时间及责任护士提供的护理服务内容。

（2）教育病人血液透析治疗前清洁内瘘侧肢体并称体重告知责任护士体重变化。

3. 评估

（1）病人体重、血压，根据干体重计算脱水量。

（2）病人的血管通路。

（3）病人生命体征、意识、心理状况及理解程度。

4. 用物

（1）药品：0.9%NS 500 ml、0.9%NS 500 ml＋肝素 20 mg、0.9%NS 250 ml、肝素抗凝剂。

（2）一般物品：治疗盘、血管钳 2 把、止血带、清洁手套、一次性内瘘护理穿刺包、弯盘、透析记录单、笔、清洁水桶。

（3）专科物品：透析机，透析用血路管道，透析器，内瘘穿刺针，A、B 透析液。

【操作流程及注意事项】

流 程	注意事项
1. 备齐用物至病人床边，核对病人，解释操作目的。	
2. 开启电源，按机器准备键，机器进入自动检测状态。	
3. 打开A、B透析液桶盖，连接A、B透析液。	• 正确进行透析A、B液连接。
4. 悬挂生理盐水和血管钳于输液架上。	
5. 检查并打开透析器外包装，动脉端朝上，静脉端朝下，将透析器安装于机器的透析器支架上。	
6. 检查并打开透析管道，关闭动脉夹，将补液管插入生理盐水瓶中，安装血泵及透析管路动脉端，动脉壶朝下，打开动脉夹。	
7. 开启血泵，速度调至＜100 ml/min，使动脉端管路充满生理盐水。	
8. 关闭血泵，动脉端连接透析器。	
9. 旋转透析器架，动脉端朝下、连接静脉透析管路，安装静脉除气壶，静脉管路于空气监测装置内，用血管钳将透析管道静脉端夹在床旁清洁水桶之上(或静脉末端接一次性储液袋)。	
10. 开启血泵，调节速度至＜200 ml/min，先0.9%NS 500 ml，后0.9%NS 500 ml＋肝素20 mg预冲。	
11. 安装静脉压传感器，检查并关闭每个侧支接头，关闭血泵，关闭动脉夹。	
12. 机器自动检测准备完毕，透析器连接透析液快速接头。	

13. 病人取舒适仰卧位，暴露内瘘侧肢体。 14. 打开透析护理包，铺治疗巾，妥善放置使用物品(内瘘穿刺针2根、首剂量肝素注射器、手套、止血带等)，戴清洁手套。 15. 检查并选择穿刺点。 (1) 穿刺静脉血管：扎止血带，碘伏消毒2次，直径>5 cm，用16 G内瘘穿刺针穿刺外周回路静脉，胶布固定针柄、针柄后3 cm及棉球压迫针眼胶布固定，解止血带，推注首剂量肝素。 (2) 穿刺内瘘动脉：方法同穿刺静脉血管。	
16. 设置机器治疗数据：如脱水量、治疗时间、温度、电导度，调节肝素泵，20 ml肝素注射器连接肝素泵管。 17. 夹闭补液管，分离透析管路动脉端，并与动脉穿刺针连接，血管钳固定。打开动脉穿刺针夹和动脉夹，开启血泵，速度≤150 ml/min。血液到达静脉除气壶时关闭血泵，关闭静脉夹，连接静脉穿刺针，打开静脉夹和内瘘穿刺针，血管钳再次固定。	• 机器运行正常并设定治疗参数后方可进行上机操作。
18. 开启血泵，调节血流量至治疗量200～250 ml/min以上。打开静脉压监测器，按机器透析键，开始透析治疗。开启肝素泵，将补液管与0.9% NS 250 ml连接。	• 治疗过程中，定时巡视和观察机器设备有无报警，透析器及管路有无凝血、漏血，穿刺部位有无渗血，穿刺针有无脱落。

【操作后处置】

1. 安置病人，询问并与病人沟通透析治疗过程中的生活需求、专业要求、用药情况，通过有效沟通及心理疏导，保证透析治疗的医疗护理安全 。

2. 整理透析环境，擦拭机器表面，终末处理。

3. 脱手套，洗手，再次核对并记录透析治疗单。

（二）血液透析下机操作护理技术

【操作前准备】

1. 护士：洗手、戴口罩及清洁手套。

2. 病人

(1) 沟通并告知病人血液透析治疗的时间、脱水量等已经达标。询问是否还有其他治疗要求或下机过程中特殊需求。

(2) 教育并告知病人内瘘血管居家护理注意事项。

3. 评估

(1) 病人生命体征，血压平稳趋于正常，控制在 130/80 mmHg 范围内。

(2) 病人体重变化，达到医嘱设置的机器脱水量并接近干体重。

(3) 病人血管通路，穿刺处无红肿热痛，无渗血。

(4) 病人在现有抗凝剂使用剂量情况下，透析器的凝集度，机体有无出血倾向，指导临床抗凝剂的调整。

(5) 病人自我感觉良好，透析后血电解质和酸碱平衡指标基本维持在正常范围，小分子溶质清除指标单次 URR 达到 70%，spKt/V 1.4。

4. 用物：弯盘、弹力绷带、纱布、创可贴、胶布、20 ml 生理盐水注射器、0.9%NS 250 ml。

【操作流程及注意事项】

流　程	注意事项
1. 核对医嘱，检查治疗参数是否达标，与病人沟通，了解病人是否在下机过程中有其他特殊需求。	
2. 按血液透析停止键。	• 透析结束回血时，用生理盐水回血，禁止关闭空气监测功能，防止空气进入体内。
3. 关闭血泵。	
4. 关闭并分离动脉穿刺针和动脉侧管路，动脉管路与生理盐水250 ml连接。	
5. 开启血泵，调节血流量≤150 ml/min，缓慢回血。	• 回血速度≤150 ml/min，缓慢回血，防止心血管事件发生。
6. 用20 ml生理盐水注射器将内瘘穿刺针中的血液推注回病人体内。	
7. 回血过程中可以将透析器取下，轻轻拍打旋转。	
8. 当静脉除气壶内血液变清时，关闭血泵，关闭并分离静脉穿刺针和静脉管路。	• 护士向病人交待血管居家护理的注意事项。
9. 碘伏消毒穿刺部位，分别拔除动、静脉内瘘穿刺针，创可贴及纱布覆盖，弹力绷带加压包扎。	
10. 卸下机器透析管路与透析器，放置于医疗垃圾袋桶内。	
11. 将透析液A、B接头插回机器。按机器消毒键。	

【操作后处置】

1. 安置并告知病人透析结束后注意事项。

2. 测量透析后病人血压及体重。

3. 病人离开后更换床单、被套，整理透析治疗环境，擦拭机器表面，终末处理。

4. 脱手套，洗手，记录并归档透析治疗单，书写交班记录。

【总体评价】

1. 严格执行无菌操作原则，手消毒原则。

2. 血液透析护理技术（上机操作、内瘘穿刺、下机操作）流程熟练、动作流畅。

3. 达到血液透析治疗目的。

【沟通要点】

1. 上机操作护理技术

（1）询问并测量病人两次血液透析治疗之间的体重变化，并要求病人两次透析治疗之间，体重增长不超过干体重的4%～5%，根据干体重计算脱水量。

（2）询问并测量病人的生命体征，根据血压变化设定血液透析治疗模式及医嘱改变。根据有无出血倾向，正确使用抗凝剂。

（3）沟通了解病人基本需求，提供必要的医疗护理服务。

2. 内瘘穿刺操作护理技术

（1）观察病人血管通路有无异常情况发生，有无红肿热痛，听诊有无血管杂音减弱。

（2）尽可能满足病人无痛穿刺要求，穿刺失败应向患者致歉并取得理解。

（3）胶布及血管钳固定牢靠，交待病人在4～5 h治疗过程中，减少穿刺肢体运动。

3. 下机操作护理技术

（1）与病人沟通在使用抗凝剂情况下，有无出血及透析器的凝集度。

（2）护士在下机时有关血管通路方面向病人交待至少4句话即：30 min解开弹力绷带，1 h解开纱布和胶布，12 h取下创可贴，24 h后清洗并护理。

（3）护士在测量治疗结束体重时交待病人两次血液透析间期体重增长不超过干体重的4%～5%。

【理论知识】

1. 什么是血液透析?

答:(简称血透)又称人工肾,也叫肾透析或洗肾。它是一种最常用的血液净化技术。是根据膜平衡原理,将病人血液与含一定化学成分的透析液同时引入透析器内,在透析膜两侧按相反方向流过,通过弥散和对流的原理清除病人体内有毒物质,人体所需的某些物质也可由透析液得到补充,同时清除体内过多的水分。目的在于替代肾脏所丢失的部分功能,如清除代谢废物,调节水、电解质和酸碱平衡。血液透析目前已经成为肾衰竭病人的主要治疗方式。它可以显著减轻病人临床症状,改善其生存质量,延长病人寿命。

2. 什么是血液透析病人的干体重?如何控制干体重?

答:一般定义为不存在透析间期高血压和透析过程中及透析后低血压的情况下,病人能耐受的最低透析后体重。临床常使用"干体重"的概念评价血液透析病人的体液状态。正确设置病人的干体重有十分重要的意义。找准干体重,能使透析病人舒适、安全;对心肺负荷不构成威胁,并能顺利渡过透析间歇期。一个维持性透析的病人,如果干体重设立准确的话,应该没有水肿、血压容量易控制、无活动后气短及夜间呼吸困难等表现。干体重是个变量,它随着病情及营养状况等因素的变化而变化,存在生理性的增长或因病理性的原因增长或下降。目前,主要根据病人临床症状和体征如有无水肿及体腔积液、有无心功能不全的症状、高血压的情况以及 X 线片检查心脏大小等征象或超声心动图显示的心脏房室大小、心功能等判断干体重。此外可以通过透析中的血容量检测、用超声法测定下腔静脉直径及塌陷指数、生物电阻抗分析等对干体重进行评价。

3. 什么叫内瘘?

答:将尿毒症病人肢体动脉与邻近静脉吻合,部分动脉血液进入邻近静脉,经过一段时间邻近静脉动脉化成熟后,用于建立体外血液循环。常用血管为桡动脉-头静脉。

【附:考核评分标准】

血液透析上机操作考核评分标准

项目	评分标准	评分等级				得分
		分值	A	B	C	
目的 (5)	1. 清除病人体内多余水分及代谢废物(如尿素氮、肌酐等)或毒素。	2	2	1	0	
	2. 纠正水、电解质与酸碱失衡。	2	2	1	0	
	3. 治疗急、慢性肾衰竭和某些药物及毒物中毒。	1	1	0	0	
操作前 (15)	1. 护士:洗手、戴口罩及清洁手套。	3	3	2	1	
	2. 病人 (1) 告知病人血液透析治疗的目的、血管通路穿刺方法、治疗模式、治疗过程、治疗时间及责任护士提供的护理服务内容。 (2) 教育病人血液透析治疗前清洁内瘘侧肢体并称体重告知责任护士体重变化。	3	3	2	1	
	3. 评估 (1) 病人体重、血压,根据干体重计算脱水量。 (2) 病人的血管通路。 (3) 病人生命体征、意识、心理状况及理解程度。	4	4	3	2	
	4. 用物 (1) 药品:肝素抗凝剂、0.9% NS 500 ml、0.9%NS 500 ml+肝素 20 mg、0.9%NS 250 ml。 (2) 一般物品:治疗盘、一次性内瘘护理穿刺包、血管钳 2 把、止血带、清洁手套、弯盘、透析记录单、笔、清洁水桶。 (3) 专科物品:透析机,透析用血路管道,透析器,内瘘穿刺针,A、B 透析液。	5	5	4	3	

续表

项目	评 分 标 准	评分等级				得分
		A	B	C	D	
操作流程(60)	1. 开启电源,按机器准备键,连接A、B透析液。	4	4	2	1	
	2. 检查并打开透析器外包装,正确安装透析器。	4	4	2	1	
	3. 检查并打开透析管道,正确安装透析管路,并排除管道内空气。	6	6	3	1	
	4. 血管钳将透析管道静脉端夹在床旁清洁水桶之上或静脉末端接一次性储液袋。	5	5	3	1	
	5. 开启血泵,血流量＜100～200 ml/min,先0.9%NS 500 ml,后0.9%NS 500 ml＋肝素20 mg预冲。	5	5	3	1	
	6. 正确安装静脉压传感器。	5	5	3	1	
	7. 机器准备完成,透析器连接透析液快速接头。	4	4	2	1	
	8. 正确设置机器治疗数据。	5	5	3	1	
	9. 正确连接透析管路与动静脉穿刺针,连接牢靠。	5	5	3	1	
	10. 开启血泵,调节血流量至治疗量约200～250 ml/min以上。	5	5	3	1	
	11. 开启使用静脉压监测器。	4	4	2	1	
	12. 开启肝素泵。	4	4	2	1	
	13. 按机器透析键,开始透析治疗。	4	4	2	1	
操作后(10)	1. 安置病人,注意与病人的沟通。	4	4	2	1	
	2. 整理透析环境,擦拭机器表面,终末处理。	4	4	2	1	
	3. 脱手套,洗手,再次核对并记录透析治疗单。	2	2	1	0	
总体评价(10)	1. 严格执行无菌操作原则,手消毒原则。	4	4	2	1	
	2. 血液透析上机护理操作技术流程熟练、动作流畅。	3	3	2	1	
	3. 达到血液透析治疗目的。	3	3	2	1	

血液透析下机操作考核评分标准

项目	评分标准	评分等级				得分
		分值	A	B	C	
目的(5)	1. 清除病人体内多余水分及代谢废物(如尿素氮、肌酐等)或毒素。	2	2	1	0	
	2. 纠正水、电解质与酸碱失衡。	2	2	1	0	
	3. 治疗急、慢性肾衰竭和某些药物及毒物中毒。	1	1	0	0	
操作前(15)	1. 护士:洗手、戴口罩及清洁手套。	3	3	2	1	
	2. 病人 (1) 沟通并告知病人血液透析治疗的时间、脱水量等已经达标。询问是否还有其他治疗要求或下机过程中特殊需求。 (2) 教育并告知病人内瘘血管居家护理注意事项。	3	3	2	1	
	3. 评估 (1) 病人生命体征,血压平稳趋于正常,控制在130/80 mmHg范围内。 (2) 病人体重变化,达到医嘱设置的机器脱水量并接近干体重。 (3) 病人血管通路,穿刺处无红肿热痛,无渗血。 (4) 病人在现有抗凝剂使用剂量情况下,透析器的凝集度,机体有无出血倾向,指导临床抗凝剂的调整。 (5) 病人自我感觉良好,透析后血电解质和酸碱平衡指标基本维持在正常范围,小分子溶质清除指标单次URR达到70%,spKt/V1.4。	4	4	3	2	
	4. 用物:弯盘、弹力绷带、纱布、创可贴、胶布、20 ml生理盐水注射器、0.9%NS 250 ml。	5	5	4	3	

续表

项目	评 分 标 准	评分等级				得分
		A	B	C	D	
操作流程(60)	1. 核对医嘱,检查治疗参数是否达标。	5	5	3	1	
	2. 按血液透析停止键。	5	5	3	1	
	3. 关闭血泵。关闭并分离动脉穿刺针和动脉管路。	5	5	3	1	
	4. 动脉管路与0.9%NS 250 ml连接。	5	5	3	1	
	5. 开启血泵,调节血流量≤150 ml/min,缓慢回血。	10	10	7	4	
	6. 用20 ml生理盐水注射器将内瘘穿刺针中的血液推注回病人体内。	10	10	7	4	
	7. 当静脉除气壶内血液变清时,关闭血泵,关闭并分离静脉穿刺针和静脉管路。	5	5	3	1	
	8. 碘伏消毒穿刺部位,分别拔除动、静脉内瘘穿刺针,创可贴及纱布覆盖,弹力绷带加压包扎。	5	5	3	1	
	9. 卸下机器透析管路与透析器,放置于医疗垃圾袋桶内。	5	5	3	1	
	10. 将透析液A、B接头插回机器。按机器消毒键。	5	5	3	1	
操作后(10)	1. 安置并告知病人透析结束后注意事项。	3	3	2	1	
	2. 测量透析后病人血压及体重。	2	2	1	0	
	3. 病人离开后更换床单、被套,整理透析治疗环境,擦拭机器表面,终末处理。	3	3	2	1	
	4. 脱手套,洗手,记录并归档透析单,书写交班记录。	2	2	1	0	
总体评价(10)	1. 严格执行无菌操作原则,手消毒原则。	4	4	2	1	
	2. 血液透析下机操作护理技术流程熟练、动作流畅。	3	3	2	1	
	3. 达到血液透析治疗目的。	3	3	2	1	

内瘘穿刺操作考核评分标准

项目	评分标准	评分等级				得分
		分值	A	B	C	
目的(5)	1. 保证病人治疗必须的血液流量，并进行有效的血液净化治疗。	2	2	1	0	
	2. 减轻病人穿刺疼痛，保护病人内瘘血管寿命。	2	2	1	0	
	3. 预防院内交叉感染。	1	1	0	0	
操作前(15)	1. 护士：洗手、戴口罩及清洁手套。	3	3	2	1	
	2. 病人 (1) 告知病人血液透析治疗的目的、血管通路穿刺方法、治疗模式、治疗过程、治疗时间及责任护士提供的护理服务内容。 (2) 教育病人血液透析治疗前清洁内瘘侧肢体并称体重告知责任护士体重变化。	3	3	2	1	
	3. 评估 (1) 病人体重、血压，根据干体重计算脱水量。 (2) 病人的血管通路。 (3) 病人生命体征、意识、心理状况及理解程度。	4	4	3	2	
	4. 用物 (1) 药品：肝素抗凝剂、0.9%NS 500 ml、0.9%NS 500 ml＋肝素 20 mg、0.9%NS 250 ml。 (2) 一般物品：治疗盘、一次性内瘘护理穿刺包、血管钳 2 把、止血带、清洁手套、弯盘、透析记录单、笔、清洁水桶。 (3) 专科物品：透析机，透析用血路管道，透析器，内瘘穿刺针，A、B 透析液。	5	5	4	3	

续表

项目	评分标准	评分等级				得分
		A	B	C	D	
操作流程(60)	1. 病人取舒适仰卧位。	5	5	3	1	
	2. 暴露内瘘侧肢体,检查并选择穿刺点。	5	5	3	1	
	3. 打开透析护理包,铺治疗巾,妥善放置使用物品。	5	5	3	1	
	4. 戴清洁手套。	5	5	3	1	
	5. 16G 内瘘穿刺针穿刺静脉血管并技术熟练。	10	10	7	5	
	6. 胶布固定针柄、针柄后 3 cm 及棉球压迫针眼胶布固定。	10	10	7	5	
	7. 推注首剂量肝素。	10	10	7	5	
	8. 同法穿刺内瘘动脉并技术熟练。	10	10	7	5	
操作后(10)	1. 安置并告知病人内瘘穿刺注意事项。	3	3	2	1	
	2. 观察穿刺处有无渗血、漏血、血肿等血管穿刺并发症。	3	3	2	1	
	3. 分别正确、安全地拔出动静脉内瘘穿刺针。	4	4	2	1	
总体评价(10)	1. 严格执行无菌操作原则,手消毒原则。	4	4	2	1	
	2. 血液透析内瘘穿刺护理操作技术流程熟练、动作流畅。	3	3	2	1	
	3. 达到预期治疗目的。	3	3	2	1	

十四、腹膜透析

【目的】

1. 利用腹膜作为透析膜,向腹腔内灌注透析液。

2. 通过弥散和渗透原理,清除体内代谢产物和多余水分。

3. 达到清除毒素、纠正酸中毒和水电解质紊乱的作用。

4. 维持机体内环境稳定。

【操作前准备】

1. 护士:洗手、戴口罩及清洁手套。

2. 病人

(1) 告知病人腹膜透析治疗的目的、治疗方法、治疗过程、治疗时间及频率,责任护士提供的护理服务内容。

(2) 告知病人腹膜透析治疗前如厕准备。

(3) 病人称体重告知责任护士体重变化。

3. 评估

(1) 病人的生命体征、病情、意识、心理状况及理解程度。

(2) 检查前次病人透析记录,对腹膜功能进行评估。

(3) 打开腹带,取出病人身上的腹膜透析短管,确保其处于关闭状态。对管内液体性状进行评估。

(4) 观察腹膜透析管出口处周围皮肤有无渗血、漏液、红肿等。

4. 用物

(1) 药品:1.5%~2.0%腹膜透析液(双联系统)。

(2) 物品:治疗盘、清洁手套、纱布、治疗巾、口罩、弯盘、记录单、笔。

(3) 专科物品:碘伏帽、夹子 2 个、台秤、恒温箱。

【操作流程及注意事项】

流 程	注意事项
1. 治疗室内: (1) 检查腹膜透析液的外包装及有效期、溶液性状。 (2) 将腹膜透析液平放入37℃干燥恒温箱内,达到温度后取出。	•腹膜透析液输入腹腔前要干加热至37 ℃,禁止湿式加热。
2. 备齐用物至病人床边,核对病人。关闭门窗,调节室温,给病人戴口罩。	
3. 摆放输液架至合适高度,将台秤放于床头柜上,放置医疗垃圾桶于病人床边。	
4. 打开腹透液外包装,检查,称量透析液,将透析液挂于输液架上。	•腹膜透析液放平,双手轻轻挤压透析液袋检查是否漏液,确认反面出口塞未被折断、拉环未松脱、引流袋内无液体、袋内无杂质。
5. 解开病人腹带。	
6. 戴清洁手套,铺治疗巾,放清洁纱布,病人短管置于清洁纱布上。妥善放置用物。	
7. 按五步接管法连接透析导管与双联系统: (1) 一"夹":将双联系统接口处夹在小指与无名指之间; (2) 二"抓":拇指与食指抓住短管,管口略向下倾斜; (3) 三"拉":拉开接口处拉环; (4) 四"拧":拧开短管上的碘伏帽; (5) 五"接":双联系统管道接口与短管连接,短管口稍向下。	•透析管妥善固定,避免牵拉、扭曲、受压。
8. 打开短管连接端的旋拧式开关,开始引流(需10～20 min),询问病人有无腹痛、便意等,引流完毕关闭短管开关。	•引流过程中注意观察引流液的颜色、量及清亮度。 •操作过程中禁止做增加腹压的动作,如咳嗽、大便、用力、腹式呼吸等。

9. 夹闭入液管路，将透析液袋口的出口塞折断，松开入液管路的夹子，待透析液流入引流袋 5 秒后再夹闭出液管路。	
10. 打开短管连接端旋钮开始灌注，时间为 15～20 min，灌注结束后关闭短管，夹闭入液管路。将腹膜透析袋放入医疗垃圾桶内。	• 过程中询问并观察病人有无不适。
11. 检查并打开碘伏帽。	• 碘伏帽内含络合碘海绵。
12. 将短管与双联系统分离，旋拧碘伏帽盖至密合。	
13. 放妥短管，腹带包扎。	• 禁止在腹透管周围使用利器，如剪刀等。
14. 称量透析滤出液。	• 准确做好透析液每次进出腹腔的时间及液体量的计算和记录，定期送检。

【操作后处置】

1. 将台秤移至治疗车上。

2. 整理用物，整理床单元。

3. 称量透析滤出液。

4. 脱手套、记录。

【总体评价】

1. 病人治疗安全，体位舒适。

2. 严格执行无菌操作原则。

3. 达到腹膜透析治疗目的。

【沟通要点】

1. 操作前

（1）询问并测量病人两次透析治疗之间的体重变化。

（2）检查前次透析记录，对腹膜功能进行评估。

2. 操作中：与病人沟通并打开腹带，对腹膜透析管出口处周围皮肤有无渗血、漏液、红肿等及管内液体性状进行评估。

3. 操作后：对病人意识、心理状况及理解程度有所了解并提供必要的需求护理服务。

【理论知识】

1. 什么是腹膜透析?

答:是指通过腹膜这层天然的生物膜,腹腔中的腹透液和腹膜毛细血管内的血液之间进行水和溶质转运与交换的过程,达到清除水和代谢废物,补充碱基的目的。腹膜透析主要原理为弥散、超滤、吸收。

2. 腹膜透析治疗的并发症主要有哪些?

答:最主要有三个并发症:管周渗漏、引流不畅、出口部位或导管相关的感染。其他并发症有:Cuff 侵蚀、腹透液流入时疼痛、腹壁和管周疝。

【附:考核评分标准】